AF305960

La Fièvre des Tuberculeux

ET SON TRAITEMENT

PAR

LE DOCTEUR PIERRE SEYTRE

ANCIEN INTERNE DE L'HOPITAL SAINT-JOSEPH DE LYON

MÉDECIN-ADJOINT DE L'HOPITAL DE CANNES

EX-MÉDECIN DU SANATORIUM DE MEUNG-SUR-LOIRE

PARIS

VIGOT FRÈRES, ÉDITEURS

23, Place de l'École-de-Médecine, 23

—

1901

LA FIÈVRE DES TUBERCULEUX

ET SON TRAITEMENT

La Fièvre
des Tuberculeux

ET SON TRAITEMENT

PAR

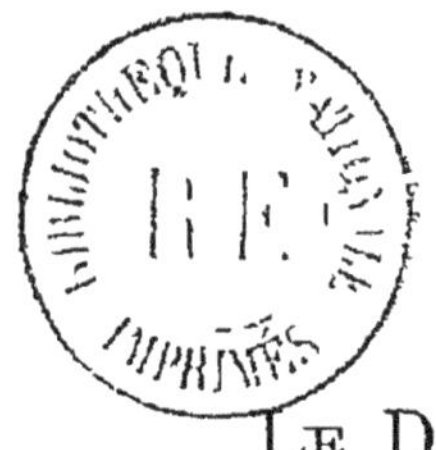

Le Docteur Pierre SEYTRE

ANCIEN INTERNE DE L'HOPITAL SAINT-JOSEPH DE LYON

MÉDECIN-ADJOINT DE L'HOPITAL DE CANNES

EX-MÉDECIN DU SANATORIUM DE MEUNG-SUR-LOIRE

PARIS

VIGOT FRÈRES, ÉDITEURS

23, Place de l'École-de-Médecine, 23

—

1901

INTRODUCTION

Le titre « Fièvre et Tuberculose pulmonaire »
aurait convenu peut-être plus exactement aux
développements qui vont suivre. — C'est en
effet de la fièvre considérée dans ses rapports
avec la tuberculose pulmonaire, que je vais
m'occuper ici à l'exclusion de tout autre point
de vue. Les malades que j'ai visés, ceux qui
m'ont offert un champ d'étude, qui m'ont permis les observations et les expériences que
je consigne et les conclusions pratiques que
j'en ai tirées, furent tous des tuberculeux à
lésions pulmonaires. — Ce n'est pourtant pas
au hasard et sans intention que j'ai inscrit au
frontispice de ces pages le titre « la Fièvre
des Tuberculeux ». — Dans ce qu'elle a de

1.

spécialement intéressant pour nous, la tuberculose est une affection type, une entité, à
forme toujours la même, à marche toujours
pareille, toujours semblable à elle-même, quel
que soit son siège, quelle que soit sa localisa
tion ; car, je ne sache pas qu'il existe dans le
chapitre de la littérature médicale qui nous
occupe, un exemple de tuberculose en voie
d'évolution sans mouvement fébrile. — Que la
lésion siège dans le tissu osseux, ou dans une
séreuse, qu'elle porte ses ravages dans du
tissu musculaire ou dans le parenchyme du
poumon, partout et toujours son évolution
s'accompagne de fièvre. C'est là une des mani-
festations les plus constantes de l'affection,
c'est le symptôme qui ne manque jamais,
toujours le même, à côté d'autres qui varient
et diffèrent avec le siège même de la lésion.

Ce qui est vrai de la fièvre qui accompagne
la tuberculose pulmonaire, l'est donc encore
dans toutes les affections de même nature : il
est permis du moins de le supposer en ce qui
a trait à l'origine, à la pathogénie de la fièvre
des tuberculeux de toutes sortes, et il y a lieu

de l'affirmer au point de vue bien plus intéressant et bien plus pratique pour le malade, au point de vue du traitement. Qu'il s'adresse uniquement au symptôme fièvre lui-même, et soit purement *antithermique*, ou qu'il cherche à remonter plus haut, jusqu'à la source, en essayant de changer les conditions de production de la pyrexie, et devienne *modificateur du terrain*, suivant la division que j'ai adoptée dans le chapitre qui lui sera consacré, le traitement de la fièvre des tuberculeux est le même pour toutes les variétés de tuberculose ; il touche à toutes les lésions qui reconnaissent la même origine, le même point de départ, qu'elles s'appellent tumeur blanche, coxalgie, péritonite, tuberculose pulmonaire, lupus ou méningite, ces diverses dénominations ne servant en résumé qu'à désigner un siège spécial, une localisation particulière d'une même affection.

C'est pourquoi, malgré la spécialisation que j'ai imposée à cette étude, dont les pulmonaires m'ont fourni les documents et les matériaux, j'ai pensé qu'il m'était permis de donner à cette œuvre si modeste qu'elle soit, un titre qui parût élargir le champ des réflexions et des expériences qui y sont consignées, et s'adresser à un plus grand nombre.

Dans le premier chapitre, j'étudierai la nature et les caractères particuliers de la fièvre des tuberculeux, son origine et ses causes génératrices. Parmi celles-ci il en est une qui merite une place à part, je veux parler de l'action du pneumocoque comme facteur de la pyrexie chez les tuberculeux : je lui consacrerai le second chapitre. Enfin le troisième et dernier chapitre s'occupera du point de vue le plus pratique et le plus intéressant pour le malade, je veux dire du traitement.

CHAPITRE Ier

Etude de la Fièvre des Tuberculeux.

Si la coexistence de la fièvre et de la tuberculose pulmonaire en voie d'évolution est un fait constant et ne supportant presque aucune exception, il ne s'en suit pas que le rapport qui existe entre l'une et l'autre soit toujours un rapport direct. De deux malades pris pour exemple, l'un arrivé à la période ultime, à la période d'excavation, l'autre, à peine un peu induré au sommet, ce n'est pas celui-ci qui fatalement et d'une façon invariable aura moins de température que celui-là.

C'est là un fait d'expérience ; et cependant à la lecture de certains classiques, on voit la fièvre « s'allumer » à l'apparition des premiers symptômes, ceux qui constituent le début, la première période, le n° 1 de l'évolution soumise aux trois degrés ; puis le thermomètre « s'élève » à mesure qu'apparaissent les symptômes de ramollissement qui constituent la deuxième période, le n° 2 ; enfin la fièvre augmente encore, elle « s'exaspère » au moment où se creusent les cavernes, ou s'installent les signes de la troisième période, la période d'excavation, le n° 3. Si bien qu'à la lecture de ces auteurs, il semble qu'à chaque période de l'évolution tuberculeuse, correspond une colonne mercurielle fixe, toujours la même, et que l'on pourrait prévoir d'avance en connaissant l'état actuel de la maladie. C'est ce que Bargewski exprime en une suite de rapports arithmétiques que, en prenant pour numérateur un des numéros correspondant à la période de l'affection (1, 2, 3) et pour dénominateur un des degrés de température le plus fréquemment observé chez les tuberculeux, il formule :

$$\frac{1}{38} = \frac{2}{39} = \frac{3}{40}$$

Ce sont là des données fausses ou tout au moins exagérées : non seulement elles ne sont pas l'expression de la vérité absolue, mais encore elles sont contredites par un grand nombre d'exemples, et en face de la série des rapports cités ci-dessus, j'en placerais volontiers une ou plusieurs autres séries qui me paraissent être au moins aussi souvent que la première l'exacte expression de la réalité et qui pourraient suivant les circonstances se formuler :

$$\frac{1}{39} = \frac{2}{38} = \frac{3}{40}$$

ou encore :

$$\frac{1}{38} = \frac{2}{40} = \frac{3}{39}$$

et d'autres variétés sont encore possibles ; ce qui me permet de dire que la fièvre des tuberculeux n'est pas toujours en rapport avec la période d'évolution de la maladie, ni avec la gravité, ni avec l'étendue des lésions ; qu'elle peut augmenter sans doute, qu'elle augmente souvent avec ces lésions, mais que cette règle vraie en principe est loin d'être générale et absolue.

Pour ma part, j'estime que les exceptions qui l'infirment sont, à peu de chose près, aussi nombreuses et aussi fréquentes que les cas qui la confirment.

Les exemples que je pourrais citer pour les avoir connus personnellement sont nombreux, et je crois qu'il n'est pas de médecin un peu spécialement attaché au traitement de la tuberculose pulmonaire qui ne soit à même de citer plusieurs exemples empruntés à sa pratique personnelle.

Le cas le plus remarquable que j'aie connu est celui d'une jeune fille de 18 ans sans antécédents personnels ni héréditaires, qui, à sa sortie du couvent et au cours d'une épidémie de grippe à laquelle elle paya son tribut, se prit à tousser et à cracher. L'examen bactériologique de ses produits d'expectoration y révéla la présence de rombreux bacilles de Koch « associés à d'autres microbes », disait l'analyse.

L'examen sthéthoscopique de la malade indiquait nettement une induration de la moitié supérieure du poumon droit où la respiration

était presque nulle; mais, pas de caverne, pas
de souffle ; une assez forte matité en avant de
la poitrine dans la partie supérieure de la cage
thoracique ; pas de râles, pas de craquements
secs ni humides. En somme, rien autre chose,
avec l'analyse qui à elle seule établissait un
diagnostic ferme, qu'une matité assez prononc-
cée en avant, et l'obscurité — presque la
suppression complète — des bruits respira-
toires dans la moitié supérieure du poumon
droit, un peu d'amaigrissement facilement
combattu par la suralimentation, peu de toux,
une quinzaine-d'expectorations dans les vingt-
quatre heures et surtout la nuit ; l'appétit était
suffisant, les fonctions digestives s'accomplis-
saient normalement, rien que de très régulier
et de très physiologique du côté de l'utérus...

Après trois mois de séjour à Arcachon où
son état s'était aggravé d'une façon continuelle
et rapide, cette jeune malade arrivait dans le
Midi vers les premiers jours de janvier.

La température qui ne descendait pas souvent
au-dessous de 37° le matin, pendant les trois
mois que j'ai suivi cette malade, s'élevait

tous les soirs à 39°5, 40°, et jusqu'à 40°7. Je dis plus : sous l'influence du climat du Midi et du traitement — si imparfaitement institué qu'il fût — de la cure d'air dans un jardinet de ville (du moins pouvait-elle rester dehors et au soleil, ce qui ne lui avait pas toujours été possible), de la cure de repos absolu et de sura-limentation à laquelle elle était soumise depuis longtemps, cette malade qui venait de perdre 5 kilogrammes en trois mois, depuis son arrivée sur la côte d'azur prenait du poids régulièrement, de 200 à 300 grammes par semaine ; la toux devenait moins fréquente, les expectorations plus rares, les nuits meilleures. Mais la température ne se ressentait que faiblement de cette amélioration générale, oscillant quand même le *soir* entre 39° (minimum) et 40°3 (maximum). Un nouvel examen des crachats pratiqué cinq mois après le premier, et au moment où une amélioration de l'état général semblait s'accentuer davantage, indiqua la présence de « *quelques bacilles de Koch peu nombreux* ». L'analyse était muette sur les autres microbes que les réactifs employés n'avaient pas permis de rechercher.

Parmi les nombreux confrères qui avaient vu cette malade et qui, *tous* avaient observé les mêmes signes sthéthoscopiques, sans qu'aucun d'eux n'eût élevé le moindre doute sur leur interprétation, celui qui l'a assistée au moment de sa mort, me fit savoir que des températures voisines de 40° s'étaient maintenues et avaient constamment reparu le soir, jusqu'à la fin, et qu'à ce moment là, soit vers la dernière quinzaine, la malade ne toussait et ne crachait presque plus.

« Elle est morte sans agonie, sans phénomènes asphyxiques : elle est passée dans un accès de fièvre, au moment où les symptômes toux et expectoration étaient presque complètement disparus et donnaient à l'entourage l'illusion d'une grande amélioration ».

Si j'ai cité ce cas avec quelques détails, c'est qu'il me paraît plus concluant, plus probant que les autres : mais, je ne le crois pas isolé dans son espèce, et, pour avoir des caractères moins accusés, les cas semblables ne m'en paraissent pas moins nombreux.

De ces constatations, dont l'observation que

je viens de reproduire peut être considérée comme le type, se dégage une vérité pratique : C'est que la fièvre des tuberculeux n'est pas toujours et pas exclusivement le fait de leur tuberculose, qu'elle reconnaît une autre cause, une autre origine, évidemment intéressante à connaître.

D'ailleurs ces rapports irréguliers et inconstants entre la fièvre qui semble être l'effet et la lésion qui paraît être la cause, n'avaient pas échappé à certains cliniciens antérieurs à la théorie microbienne. Pour eux qui ne soupçonnaient pas le micro-organisme, l'explication du phénomène se trouvait dans ce fait que, chez le bacillaire la maladie n'est pas confinée au poumon, qu'elle est « partout dans l'organisme », comme l'a dit plus tard Hanot. La fièvre était, à leurs yeux le résultat de la généralisation de l'affection, quand elle ne se trouvait pas suffisamment justifiée par l'état du poumon lui-même.

Une explication plus récente et surtout plus vraie est celle qui attribue la fièvre du tuberculeux à la présence chez lui de micro-organismes nombreux et divers associés au bacille de Koch: pneumocoque, streptocoque, bactérium coli commune, gonocoque, microcoque tétragène et d'autres encore ont été successivement recherchés et mis à jour par Babès, Netter, Ménétrier, Marfan, Hanot, Wurtz, etc.

Et cependant on tend encore assez généralement aujourd'hui, non seulement dans le public profane, mais quelquefois plus haut, à regarder la fièvre des tuberculeux comme le résultat de leur tuberculose : ils sont fébricitants, parce qu'ils sont tuberculeux ; ils ont de la température parce qu'ils ont du bacille de Koch. Encore une fois, là n'est point l'exacte expression de la vérité ou du moins de toute la vérité : un rapport certes peut exister entre la présence de l'une et l'apparition de l'autre, mais j'affirme que ce rapport n'est pas toujours direct, que là où se trouve peu de fièvre, se rencontrent quelquefois des lésions pulmonaires très graves et, dans les crachats, des bacilles de Koch en très grand nombre ; que d'autre part des lésions pulmonaires à peine à leur début, avec peu de toux, peu d'expectoration et

de très hautes températures coexistent quelquefois chez le même individu. Donc, accordons
une part, un rôle plus ou moins considérable
à la toxine de Koch dans la genèse, dans la
pathogénie de la fièvre des tuberculeux ; mais
sachons bien qu'elle n'est pas la seule en cause,
que d'autres facteurs interviennent de cette
pyrexie quelquefois excessive, facteurs importants qui tiennent une place, parfois la meilleure, jouent un rôle, peut-être le premier, dans
l'éclosion de cette fièvre. On l'a appelée suivant la période où on l'a examinée fièvre d'inflammation, fièvre d'ulcération, fièvre d'excavation, fièvre de résorption, fièvre hectique.
Toutes ces dénominations n'ont de vrai que
leur signification chronologique et — ceci pour
conclure — la fièvre des tuberculeux est en
réalité bien moins le résultat de l'affection à
laquelle elle coexiste, de son degré, de sa gravité
que le témoignage, que l'expression de la plus
ou moins grande virulence des microbes pathogènes, de leur assemblage et de leur association.

A côté de caractères nombreux qui varient

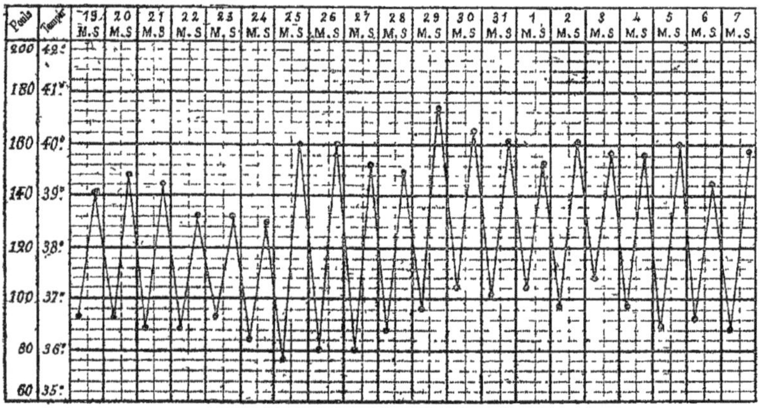

Tracé thermique d'un tuberculeux à hautes températures
et grandes oscillations.

avec chaque lésion et chaque malade, il en
est d'autres qui accompagnent la fièvre des
tuberculeux avec une certaine fixité, une certaine constance. Il y a *les tuberculeux à
hautes températures* et *les tuberculeux à températures moyennes*. Les tracés ci-contre, par
leur simple inspection et grâce à la légende
qui les accompagne, indiquent suffisamment ce
que je désigne par ces deux dénominations.
Un fait remarquable est la grande différence
qui existe entre la température du matin et
celle du soir chez ceux que j'appelle *les
malades à hautes températures*. Le tuberculeux
qui doit monter le soir à 40° s'y prépare le
matin par une descente quelquefois bien au-
dessous de la température normale du corps
jusqu'à 36°5, 36 et même 35°8 dans l'exemple
que je cite : il semble prendre son élan, reculer
pour sauter mieux et plus haut.

Cette apyrexie du matin précédant de
quelques heures seulement la haute ascension
du soir ne rappelle-t-elle pas les oscillations
de la pneumonie ?... Je reviendrai sur ce point
dans le chapitre suivant.

Autre caractère général de ces grandes variations thermométriques : c'est qu'elles appartiennent presque exclusivement à la période de début, chez les malades à évolution rapide : elles coïncident presque toujours avec la période d'induration ou de ramollissement pour faire placè à un tracé thermique beaucoup moins accidenté quand se sont creusées les cavernes.

Enfin j'indique seulement ici pour y revenir avec plus de détails dans le dernier chapitre, que cette fièvre à grandes oscillations est infiniment plus sensible que l'autre à l'action des antithermiques. Il est plus facile de prévenir un 40° avec un gramme d'antipyrine, et de maintenir la température aux environs de 37°5 chez un malade à hautes températures qui a eu 37° le matin, que d'empêcher un 38°9 chez un malade à températures moyennes qui dès le matin montait à 38°2 ou 3ˢ. Je m'expliquerai plus longuement sur ce point à propos du traitement de la fièvre.

En face de ces malades à hautes températures qui seraient plus exactement appelés à *grandes*

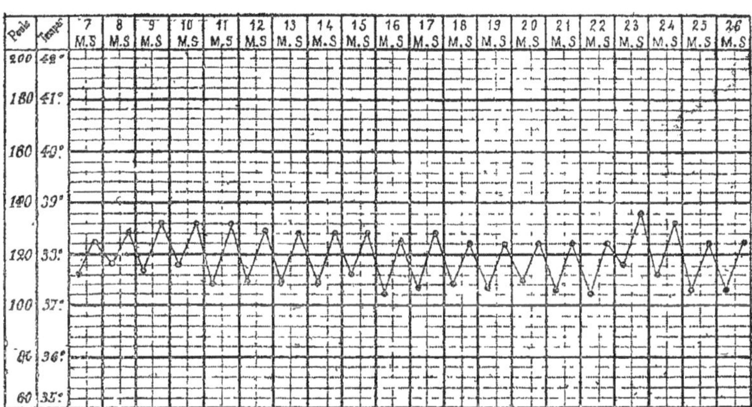

Tracé thermique d'un tuberculeux à températures moyennes
et à faibles oscillations.

oscillations, sont *les malades à températures moyennes, à faibles oscillations*. Ceux-ci ne s'élèvent jamais guère au-dessus de 39º ; ils atteignent même rarement ce chiffre ; mais plus rarement encore ils descendent jusqu'à la température normale et constamment, matin et soir, ils sont au-dessus de 37º. Leur ascension du soir est faible, mais constante et rebelle au traitement antithermique qui a peu d'action sur elle. Il semble que les uns donnent en intensité ce que les autres produisent en constance et en ténacité.

Entre ces deux classes de tuberculeux, entre ces deux variétés de fièvre à grandes oscillations et a faibles oscillations, il y a place pour tous les intermédiaires. Mais les malades qui répondent à ces deux types bien déterminés sont certainement, et de beaucoup les plus nombreux. Il est bien rare de rencontrer un tuberculeux ayant 37º5 le matin, s'élevant à 40º le soir : de même qu'il est plus rare encore de trouver chez le même malade une descente à 36º le matin et une élévation s'arrêtant à 38º le soir. Aux grands abaissements correspondent les grandes élévations, et aux faibles descentes, les courtes ascensions. Ce sont là des caractères qui se présentent avec une assez grande fixité pour qu'il soit permis d'en tirer et d'en, établir une règle générale.

CHAPITRE II

Rôle du pneumocoque dans la genèse de la Fièvre des tuberculeux.

Il est donc établi par des expériences nombreuses que le tuberculeux est un champ d'opération merveilleusement préparé pour les micro-organismes ; c'est un laboratoire de microbes de toute nature et de toute espèce.

Mais au point de vue qui nous intéresse plus spécialement, la genèse de la fièvre chez le tuberculeux, il me semble que le rôle du pneumocoque n'a pas été suffisamment mis en lumière. Or, c'est à lui que j'attribue volontiers le rôle principal dans la pathogénie de la fièvre des tuberculeux ; c'est le micro-organisme que j'ai constamment trouvé chez les tuberculeux à haute température : il n'est pas toujours seul, mais il y est toujours.

2.

L'action pyrogène du pneumocoque est d'ailleurs bien connue : c'est avec le bacille d'Eberth celui dont la présence dans l'organisme se manifeste par la plus grande élévation de température. La pneumonie et la fièvre ty- phoïde ne sont-elles pas les deux affections microbiennes les plus fébriles ?...

Le docteur Chauffard, à propos d'un cas de pneumonie en traitement dans sa clinique de l'hôpital Cochin, attirait l'attention sur cette fibrogénie du pneumocoque. Mais dans la pneumonie aiguë, suivant que le faisait observer notre éminent confrère, le micro-organisme a une action très violente, mais rapide et éphémère : il apparaît brusquement, donne d'un seul coup son maximum d'effet, puis il s'affaiblit, cesse de végéter, de se reproduire au bout d'un temps presque fixe et relativement court, celui qui représente la période aiguë de la pneumonie. Il n'en est point de même chez le tuberculeux : l'action du pneumocoque associé au bacille de Koch et aux autres micro-organismes qui l'accompagnent, n'est pas identique à celle observée chez le pneumonique :

ici, son œuvre est plus lente, moins énergique :
la lutte qu'il doit soutenir contre les autres
micro-organismes qui lui disputent le terrain
semble épuiser une partie de son énergie no-
cive : celle-ci cependant n'est jamais complètement détruite ; elle renaît, se reproduit, se
repare au fur et à mesure de sa destruction,
avec une constance, avec une ténacité désespé-
rantes.

C'est pourquoi l'action fébrigène du pneumocoque chez le tuberculeux est généralement
moins violente que chez le pneumonique ; mais
elle est plus durable. Chez l'un il s'épuise rapidement, soit qu'il ait trop donné d'un seul coup
et que l'effet produit ait consommé toutes ses
forces, soit que la résistance opposée par le
poumon vienne à bout de ses toxines ; chez l'autre, il vit, il se reproduit indéfiniment.

Cette variété d'action, cette différence d'effets
s'explique d'elle-même : le microbe est le
même, mais le milieu où il évolue est considérablement changé sous l'influence des poisons
tuberculeux dont nous connaissons quelques-
uns depuis les travaux de Bouchard, de Zuelyer,

de Weyl qui en ont montré les effets hyperé-
miants, nécrosants, etc.

Un fait qui rapproche considérablement la
fièvre du tuberculeux à hautes températures de
la fièvre du pneumonique, ce sont les grandes
oscillations du thermomètre dont j'ai parlé déjà
à propos des caractères de la fièvre des bacil-
laires. Aucun tracé ne rappelle aussi exactement le tracé type de la fièvre chez le pneumonique, que le tracé thermique que j'ai
reproduit page 11.

Ce sont ces mêmes descentes du matin jusqu'à la température normale et même au-dessous : ce sont ces mêmes ascensions du soir
jusqu'à 40° et au-dessus. Ne semble-t-il pas que
ce soit là, dans la pneumonie comme dans la
bacillose à hautes températures, deux effets
d'une même cause génératrice ?

Quoi qu'il en soit, et quoi qu'on puisse pen-
ser de cette interprétation, le fait qui me paraît
indéniable parce qu'un nombre suffisant de re-
cherches bactériologiques me permettent de
l'affirmer, c'est qu'il y a toujours du pneumocoque chez le tuberculeux à hautes températu-

res. Lorsqu'un malade avec des lésions peu avancées, avec un état général assez bon, fait une fièvre vespérale intense et quotidienne, ce fait, qui peut paraître anormal à la première impression, trouve une explication dans l'hypothèse de la présence du pneumocoque chez ce malade. Cette hypothèse sera transformée en une certitude par une recherche bactériologique. C'est là, à ma connaissance, une règle sans exception. D'autre part la fièvre des tuberculeux présente des caractères qui font au clinicien le devoir de chercher et de trouver sa cause sinon dans la nature exclusive de sa lésion et du bacille qui la produit, du moins au siège même de cette lésion.

Dès 1878 les travaux presque simultanés de Petter et de Vidal (d'Hyères) ont fait connaître que la température locale des régions où siège le tubercule était plus élevée que la température générale du corps. On connaît l'expérience de Petter : dans le deuxième espace intercostal, à trois centimètres environ du sternum, il plaçait la cuvette à mercure du thermomètre qu'il enfonçait avec le doigt dans l'espace de façon à amener le réservoir mercuriel le plus près possible du poumon suspect. Petter arrivait ainsi à trouver entre cette région et le creux axillaire une différence de température qui variait de trois dixièmes de degré à un degré.

Qui n'a d'ailleurs observé, après Vidal d'Hyères, la différence de température sensible au pavillon de l'oreille qui ausculte, entre le côté sain de la cage thoracique et celui qui recouvre un poumon induré, ramolli ou caverneux ?...

C'est là un fait d'observation courante, et on arriverait aux mêmes constatations, si, au lieu d'un thorax de bacillaire, on prenait pour champ d'expérience le genou d'un malade atteint de tumeur blanche, ou la hanche d'un coxalgique.

De ces remarques, il résulte une conclusion pratique : c'est que la fièvre des tuberculeux, si elle n'a pas sa cause déterminante dans le seul bacille de Koch, a du moins son point d'origine bien localisé : là où est l'affection tu-

berculeuse, là est le point de départ de la pyrexie, là est le foyer.

Devant ces faits n'aurait certes pas tenu l'explication des anciens médecins attribuant la fièvre
du tuberculeux à l'intoxication générale par le
bacille : non, la fièvre du pulmonaire, quelle
que soit la période de son évolution pathologique, n'est pas la résultante, n'est pas l'abou-
tissant d'intoxications partielles et nombreuses ;
elle est le fait, non de plusieurs lésions répandues
dans les divers organes, mais de plusieurs
micro organismes. Ceux-ci, il est vrai, peuvent
se disperser, former des colonies éparses dans
diverses régions du corps ; mais leur foyer principal, leur métropole, si j'ose m'exprimer ainsi,
est le siège même de la lésion pulmonaire,
le tubercule lui-même. Il serait l'articulation
du genou dans une tumeur blanche, la hanche
dans une coxalgie.

D'autre part, de ces micro-organismes si
divers et si nombreux qui sont les facteurs de
la fièvre des tuberculeux, le pneumocoque est
celui dont la présence est le plus constante,
chez les malades à hautes températures.

Le chapitre qui précède celui-ci et l'étude que je viens d'esquisser rapidement du rôle du pneumocoque dans la genèse de la fièvre des tuberculeux comportent des enseignements, et nous amènent à des conclusions pratiques que je résume.

Et d'abord la fièvre a son origine dans le poumon malade, au siège même de la lésion.

Elle ne reconnaît pas pour cause immédiate et unique le bacille de Koch.

Elle est attribuable surtout à l'association de plusieurs micro-organismes.

Le plus constant et le plus actif de ceux-ci est le pneumocoque.

Les micro-organismes en général et le pneumocoque en particulier réagissent sur l'organisme tuberculeux par leur toxine d'une façon spéciale ; ils ont une action pathologique, ou plus exactement pathogénique au point de vue de la fièvre, qui n'est pas exactement semblable à celle qu'ils exercent soit isolés, soit réunis, mais sur un terrain non envahi concurremment par le baccille de Koch.

Le rôle du terrain apparaît donc comme

facteur de la fièvre, et c'est là un fait capital au point de-vue de son traitement. Car si nous ne pouvons rien ou presque rien contre le microbe lui-même, source première du mal, peut-être sommes-nous moins complètement désarmés dans la lutte inégale que nous devons soutenir contre un si redoutable ennemi, peut-être sommes-nous plus richement outillés dans le travail que nous pourrons entreprendre pour modifier ce terrain, pour le rendre plus résistant, plus rebelle à l'action du microbe envahisseur. S'il ne nous est pas possible de le chasser hors de nos frontières, du moins rendons-lui notre sol aussi inhospitalier que possible.

Ce sera le rôle du traitement modificateur du terrain. C'est de ce côté, il faut bien en convenir, que se trouvent toutes nos ressources et que se porteront toutes nos espérances aussi bien au point de vue de la cure générale de la tuberculose pulmonaire que du traitement particulier de la fièvre qui l'accompagne, jusqu'au jour où la bactériologie et la sérothérapie réunies nous auront livré le secret de la spécificité contre le bacille.

CHAPITRE III

Traitement de la fièvre des tuberculeux

Toutes les médications anciennes et récentes qui ont été employées jusqu'à ce jour et successivement préconisées comme traitement de la fièvre des tuberculeux, peuvent se ramener à deux variétés :

1º Le traitement antithermique proprement dit;

2º Le traitement modificateur du terrain malade.

Je vais rapidement étudier ce que l'on doit à chacune de ces deux variétés.

I. Traitement antithermique proprement dit

Son nom l'indique : cette méthode s'adresse directement et uniquement à la fièvre sans chercher à en découvrir la cause et à l'exclusion des conditions-qui la produisent.

Toute la pharmacopée, on peut le dire, a été mise au service de ce procédé un peu empirique, mais auquel on est trop souvent condamné à recourir. Deux méthodes seulement me paraissent mériter d'être retenues en raison des résultats qu'elles procurent : les lotions alcoolisées froides, et l'antipyrine méthodiquement administrée.

I. *Lotions alcoolisées froides.* — Elles donnent un abaissement de température très rapide, presque instantané.

Je les fais pratiquer avec une grande éponge imbibée d'une solution d'eau de Cologne dans de l'eau à la température ambiante de l'appartement quand cette température n'est pas inférieure à 15 ou 16°. Je formule 20 grammes d'eau de Cologne pour 80 grammes d'eau simple. L'éponge doit être suffisamment imbibée pour que son passage sur le corps du malade y laisse de petites gouttelettes de liquide, sans cependant que celui-ci ruisselle sur la peau. La lotion commence par les épaules et l'éponge est promenée de haut en bas jusqu'aux pieds ou seulement sur toute la hauteur du tronc jusqu'à la ceinture. Puis le malade est très légèrement essuyé avec un linge de fil *appliqué* et non *frotté* sur le corps, et rapidement enlevé ; il se remet au lit.

Ce procédé amène généralement dans les 15 minutes qui suivent la lotion, un abaissement de température dont la moyenne est de cinq dixièmes de degré environ. Il rend de nombreux services en permettant dans bien des cas de ne pas interrompre la cure de suralimentation. J'estime, en effet, que les malades ne doivent pas manger en plein accès de fièvre ; souvent d'ailleurs, *ils ne peuvent pas.* Je leur interdis de prendre leur nourriture quand leur température dépasse 38°5. Dans ce but je leur ordonne de consulter le thermomètre une demi-heure avant l'heure habituelle de leur repas. Si la colonne mercurielle s'élève de quelques dixièmes seulement au-dessus de 38°5, soit de 38°5 à 38°9, je leur fais administrer une lotion froide alcoolisée : une demi-heure après, au moment du repas, le thermomètre est généralement

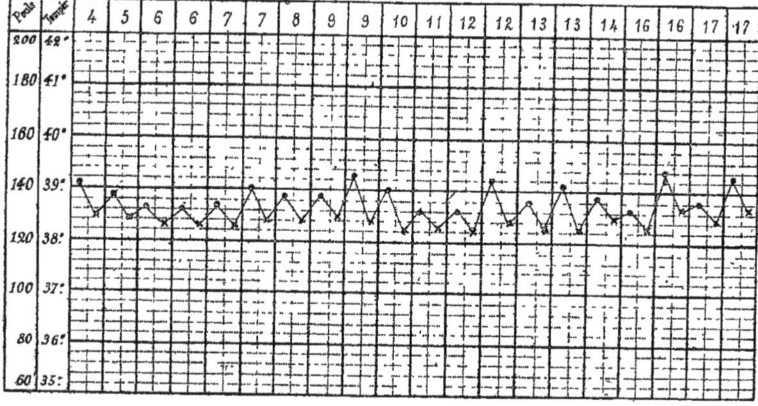

Tracé thermique d'une malade à températures moyennes
traitée par les lotions alcoolisées froides.

Le point indique la température avant la lotion.
La croix indique la température 20 minutes après la lotion.

descendu au-dessous de 38°5 et le malade peut manger.

Ce procédé rend donc des services très appréciables en permettant de ne pas condamner à la diète un malade dont le traitement a pour base la suralimentation.

Le tracé que je donne ci-contre, comme exemple, est celui d'une malade à la période ultime et appartenant à la classe de ceux que j'appelle les tuberculeux à températures moyennes.

Cette malade, sur mes indications, prenait régulièrement sa température une demi-heure avant chacun de ses repas principaux soit à 11 h. 1/2 et à 6 h. 1/2. Chaque fois que la colonne mercurielle s'élevait au-dessus de 38°5, elle se faisait donner une lotion alcoolisée froide. La température baissait constamment de quelques degrés immédiatement après la lotion et la malade pouvait manger.

Il faut remarquer, suivant que l'indique bien le tracé, que l'abaissement est d'autant plus marqué que la température avant la lotion était plus élevée : il est de 8 dixièmes de degré de 39°5 à 38°7 (le 16 au soir), tandis qu'il n'est que de 3 dixièmes de degré de 38°6 à 38°3 (le 11 au soir).

Je ne connais pas d'inconvénients aux lotions froides et je ne leur sais pas de contre-indications. Elles sont toniques en même temps qu'antithermiques et le malade les accepte généralement bien. Mais leur action est malheureusement faible et courte : faible car elles n'abaissent jamais, ou à peu près jamais la température de plus de 5 à 6 dixièmes quand elles produisent leur maximum d'effet : courte, car elle ne se prolonge pas au delà d'une heure ou de deux heures au maximum. Elles sont pourtant à retenir à cause des services qu'elles rendent et que je viens de signaler : si, directement elles n'ont pas une action considérable sur la fièvre, elles n'en ont pas moins indirectement une importance dans le traitement de la tuberculose, puisqu'elles ont un retentissement favorable sur l'alimentation qu'elles permettent dans bien des cas où elle serait interdite, sans leur intervention.

En résumé les lotions froides alcoolisées sont utiles quand on recherche un abaissement de

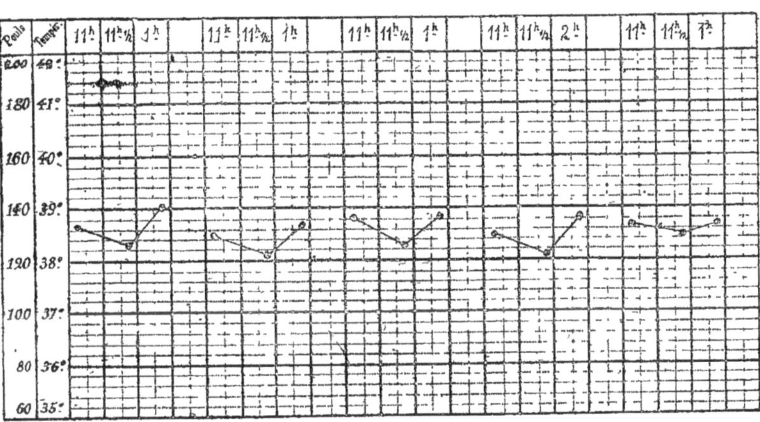

Tracé thermique d'une malade à températures moyennes traitée par les lotions alcoolisées froides (Courte durée de l'action antithermique.)

température peu considérable, de 3 à 6 dixièmes de degrés, mais rapide, de 15 à 20 minutes après la lotion. Comme telles, elles sont le traitement de choix que l'on peut conseiller à ces malades à températures moyennes dont le thermomètre oscille constamment aux alentours de 38°5.

II. *Antipyrine*. — L'antipyrine par contre, me paraît convenir de préférence et presque exclusivement aux malades à hautes températures. Elle est presque sans effet sur les températures moyennes comme le prouve le tracé ci-contre. Un malade oscillant entre 38° et 39° n'obtient guère plus de quelques dixièmes d'abaissement par l'ingestion d'un gramme d'antipyrine. En comparant les deux tracés ci-contre on jugera facilement de la différence d'action qu'exerce le médicament sur les malades à hautes températures.

Cet effet puissant de l antipyrine sur la fièvre des tuberculeux pulmonaires l'avait fait considérer à une époque comme l'antithermique par excellence de l'affection. L'importance qu'on lui a attribuée fut telle que Grasset et Daremberg ont établi des règles qui président à l'usage thérapeutique de l'antipyrine.

1° Si la fièvre débute à 2 heures de l'après-midi et cesse vers 7 heures du soir et si elle ne dépasse pas 38° de 5 heures a 7 heures, elle est coupée par 0 gr. 75 d'antipyrine pris à 3 heures 1/2.

2° Si la fièvre atteint 38° à 3 heures et 38°5 à 6 heures, il faut donner 0 gr. 75 d'antipyrine à 11 heures du matin et 0 gr. 75 à 3 heures du soir. Si la température atteint 38°5 à 4 heures et 39° à 6 heures, on porte la dose à 1 gr.

3° Si la fièvre se prolonge jusqu'à 9 heures du soir, il faut donner un gramme d'antipyrine à 11 heures du matin et répéter à dose à 2 heures 1/2 et à 6 heures.

4° Quand la fièvre débute dans la matinée et ne présente qu'une courte rémission nocturne, il est à peu près inutile d'administrer l'antipyrine.

Je reconnais à ce médicament une incontestable puissance antithermique : c'est de tous les fébrifuges celui qui abaisse le plus et le plus constamment la température dans toutes les

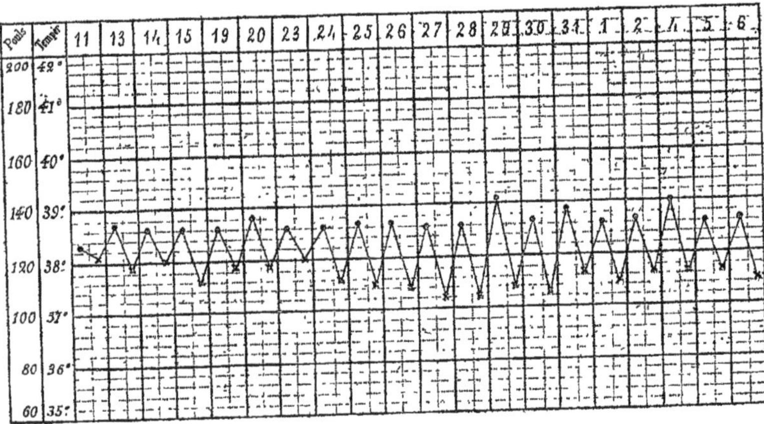

Tracé thermique d'un tuberculeux à températures moyennes traité par l'antipyrine.
(Faible influence de la médication.)
Le point indique la température avant l'usage du médicament.
La croix indique la température une heure après l'usage du médicament.

maladies fébriles en général et dans la tuberculose en particulier. De plus je ne connais
aucun des cas d'intoxication provoqués par
l'antipyrine et cités un peu partout : je crois
que l'action toxique de l'antipyrine sur le rein
a été beaucoup plus étudiée *in vitro* qu'*in vivo*.
Je ne donne pas, il est vrai, le nom d'intoxications à de petites et fugaces éruptions scarla-
tiniformes que j'ai vues quelquefois et encore
pas souvent : jamais je n'ai constaté d'hyper-
thermie, de lipothymie, ni de symptôme d'em-
poisonnement cardiaque ou rénal. Il est vrai
que j'ai le soin de formuler d'une façon expresse
et de n'employer (je n'ai pas d'intérêt dans
l'usine) que l'antipyrine Knorr à l'exclusion sys-
tématique de toutes les antipyrines du com-
merce imitées et frelatées. J'ai vu mon maître,
le docteur Clément de Lyon, administrer ce
médicament dans le traitement méthodique de
la fièvre typhoïde jusqu'à la dose maximum et
exceptionnelle, c'est vrai, de 12 grammes dans
les 24 heures et cela pendant plusieurs jours de
suite, et sans aucun accident à condition que
le malade consentît à absorber une quantité

considérable de liquide. Car il n'est pas douteux, et c'est là un des inconvénients de l'antipyrine, qu'elle provoque une sudation très abondante qui affaiblit et inquiète le malade et qui nécessite l'ingestion de liquides à haute dose. Je ne suis pas éloigné de croire, je l'avoue, que c'est cette sudation abondante et la diminution de la quantité d'urine qui en découle, qui a fait dire que « l'antipyrine bouchait le rein ».— Mais ce n'est pas ici le cas de faire le procès de l'antipyrine : j'ajoute cependant au réquisitoire, que certains estomacs s'accomodent mal de ce médicament, et j'ai vu quelquefois des vomissements alimentaires survenir après l'ingestion d'un gramme d'antipyrine administré une heure après le repas. C'est pourquoi je me permets, dans l'usage que je fais de ce remède, de ne pas toujours conformer ma conduite aux règles énoncées ci-dessus, malgré l'incontestable autorité qui est attachée aux noms de leurs auteurs. D'abord je ne prescris pas de médication antithermique tant que la température n'atteint pas 38°5 d'une façon accidentelle ou 38°3 d'une façon à peu près

Tracé thermique d'un tuberculeux à hautes températures traité par l'antipyrine.
(Influence plus grande du médicament.)
(Même légende que pour le tracé précédent.)

continue. Pour des températures oscillant autour de 38° ou inférieures à ce chiffre, et surtout si cette température ne se prolonge pas au delà de 2 à 3 heures par jour, j'attends et je laisse faire. A 38°5 et au-dessus je recours soit aux lotions comme je l'ai dit, soit à l'antipyrine.

Je me suis bien trouvé du procédé qui consiste à administrer l'antipyrine au cours du repas qui précède le moment probable de l'accès.

Il faut une heure environ à l'antipyrine pour produire tout son effet : cet effet se prolonge environ de 4 à 6 heures (chez le tuberculeux).— Ces données étant connues, en supposant, pour prendre un exemple, le cas le plus fréquent, c'est-à-dire l'apparition de la fièvre dans le courant de l'après-midi entre 2 heures et 5 heures, j'administre un gramme d'antipyrine pendant le repas de midi. Chez les malades plus rares fébricitants surtout la nuit, le médicament est donné au repas du soir.

On peut du reste changer l'heure ordinaire des repas et le meilleur système pour observer la méthode que je conseille, une fois l'heure habituelle de l'accès connue, est de placer un repas deux heures avant l'accès prévu et de prendre un gramme d'antipyrine pendant ce repas. Si l'heure de l'accès change, on changera parallèlement l'heure du repas.

L'action de l'antipyrine est moins rapide que celle des lotions froides alcoolisées : elle est aussi beaucoup plus puissante et de durée plus longue. Les deux tracés ci-contre en sont la démonstration : l'action de la lotion froide alcoolisée que cette malade se faisait donner de 11 heures à 11 h. 1/2 du matin était terminée à 1 heure. Au contraire le gramme d'antipyrine pris à 11 heures du matin maintenait encore son effet à 3 heures du soir. Je dis donc qu'un gramme d'antipyrine pris une heure ou deux avant l'accès, ou encore une heure ou deux avant le moment où l'abaissement de température est désirable, produit cet abaissement qui peut aller jusqu'à 2°5. L'accès est-il généralement à 5 heures du soir et la température s'élève-t-elle habituellement jusqu'à 39°5 sans médication ? Sous l'influence de l'antipyrine prise soit

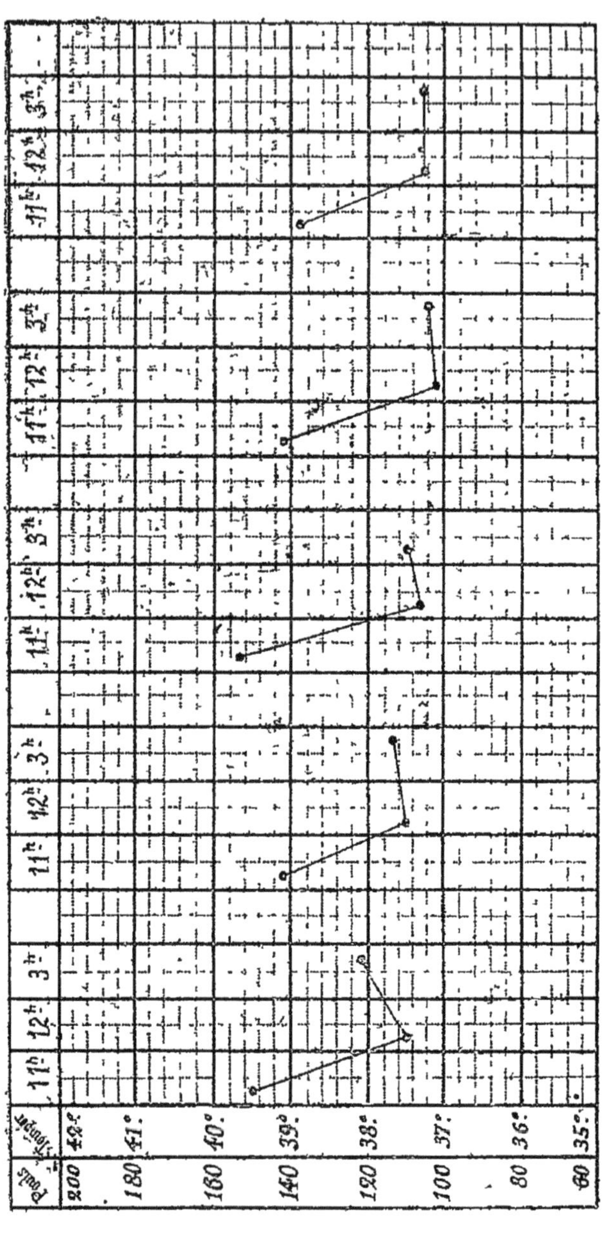

Tracé thermique d'un malade à hautes températures traité par l'antipyrine. (Longue durée de l'action antithermique.)

au repas de midi, soit vers les 3 heures et toujours en mangeant de préférence, la température ne s'élèvera pas dans la soirée au-dessus de 38° ou 37°5.

En revanche elle a des inconvénients que n'ont pas les lotions froides : j'ai parlé de la sudation abondante et des troubles digestifs qu'elle provoque quelquefois : elle a de plus le défaut de l'accoutumance. Après quinze ou vingt jours d'usage, l'action antithermique de l'antipyrine s'affaiblit et devient presque nulle.

La phénacétine et *l'acétanilide* agissent sensiblement de même façon que l'antipyrine, bien que leur action antithermique soit incontestablement moindre.

Le camphorate de pyramidon récemment étudié et prôné par l'école lyonnaise mérite quelques-uns des honneurs qu'on lui a attribués : il abaisse la température sans avoir aucun des inconvénients précités ; il produit même chez le malade une sensation de bien-être, de fraîcheur agréable qui le font préférer par le tuberculeux à toute autre médication antithermique. Mais son action équivalente en durée à celle de l'an-

tipyrine est bien inférieure en puissance.
L'abaissement de température produit par le
camphorate de pyramidon atteint rarement un
degré et ne dépasse jamais 1°3. Je me suis bien
trouvé de ce médicament combiné avec l'antipyrine suivant la formule :

Camphorate de pyramidon.. 0,30 centigr.
Antipyrine *Knorr*.......... 0,70 centigr.

pour un cachet, à prendre en mangeant, et deux
heures avant l'accès probable.

L'association du camphorate de pyramidon
et de l'antipyrine a pour double effet, tout en
conservant à celle-ci sa puissance antithermique, d'atténuer d'une façon très sensible la
sudation et de parer à l'inconvénient de
l'accoutumance.

Pour les raisons que je viens de faire connaître, j'estime que le camphorate de pyramidon
est à retenir dans le traitement de la tuberculose
pulmonaire fébrile.

Mais toutes ces médications, lotions froides
alcoolisées, antipyrine, phénacétine, camphorate de pyramidon, pèchent toutes par le même

défaut quels que soient d'ailleurs leurs avan-
tages ; ils combattent la fièvre, mais leur
action s'épuise après quelques heures et l'abaissement de température dure autant qu'elle ;
l'action antithermique du médicament terminée,
la colonne mercurielle recommence son ascension. En somme toutes ces méthodes combattent
l'effet, sans s'adresser à la cause. De là l'insuf-
fisance et l'infériorité du traitement antithermique proprement dit sur le traitement modificateur du terrain dont il me reste à parler.

II. Traitement modificateur du terrain

Contrairement au traitement antithermique
proprement dit, le traitement que j'appelle
« modificateur du terrain » s'adresse à l'affection elle-même en négligeant, en apparence du
moins, le symptôme fièvre : il arrive à l'effet,
en passant par la cause, ce qui lui donne déjà
le mérite d'être logique et rationnel.

Deux procédés de cette méthode me paraissent dignes d'être retenus : l'un, médicamenteux et dont on n'a pas encore suffisamment

parlé, malgré les flots d'encre qu'il a fait couler déjà, le cacodylate de soude, l'autre, hygiénique bien connu et généralement adopté, la cure d'air.

I. *Traitement médicamenteux. — Cacodylate de soude.* L'usage du cacodylate de soude en injections hypodermiques, bien que d'origine relativement récente s'est fort répandu et généralisé. Je dis cependant qu'on n'en a pas encore suffisamment parlé, car il est un côté de la question que l'on n'a pas assez mis en lumière, un point de vue auquel on n'a qu'incomplètement étudié le cacodylate de soude, je veux parler de son action thérapeutique sur la fièvre des tuberculeux.

Je me bornerai ici à relater des faits, à résumer des observations personnelles dans toute leur simplicité, laissant à ceux qui me liront le soin de juger et de conclure.

Dans le courant de l'été 1901, j'ai soumis au traitement méthodique par les injections sous-cutanées de cacodylate de soude six malades : deux à la première période, deux à la deuxième, deux à la troisième. Tous ont été sensibles à

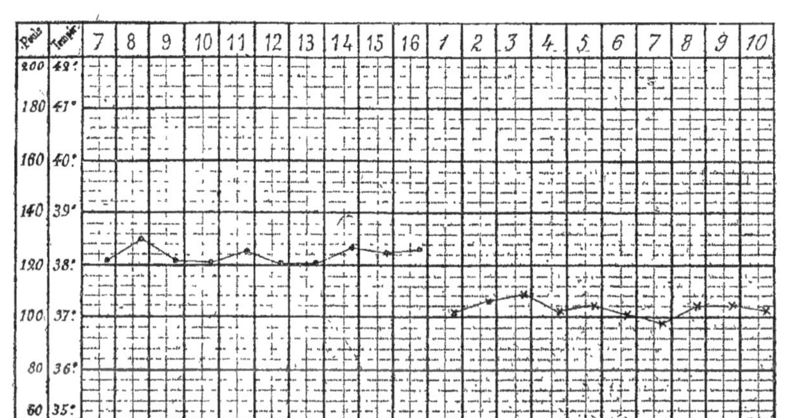

Tracé thermique d'une malade à la première période (températures vespérales).
Le tracé du tableau 1, du 7 au 16 indique la température pendant les 10 jours qui ont
précédé les injections de cacodylate de soude.
(Du 16 au 31, injections de cacodylate).

Le tracé du tableau 2, du 1 au 10 indique la température pendant les 10 jours
qui ont suivi les injections de cacodylate de soude.

l'action bienfaisante de la médication qui a heureusement retenti sur l'état général et s'est manifestée par une augmentation du poids, de l'appétit, des forces et de la vigueur. Au point de vue de la fièvre — le seul qui nous intéresse ici — voici les résultats que j'ai constatés.

1° *Deux malades à la première période*. Chez l'une de ces malades — une jeune fille de 18 ans — après la quinzième injection la température qui était de 37°,6', chiffre moyen, s'est abaissée à 37° et même 36°,8. L'effet de la médication se continuait pendant les dix jours d'interruption que je faisais subir au traitement après 15 injections.

Chez l'autre, une dame de 30 ans, avec une température vespérale et moyenne de 37°5, le thermomètre s'arrêtait à 37°2 pendant la durée du traitement et les cinq ou six jours qui suivent l'interruption. Mais il reprenait une ascension journalière de 37°5 et 37°6 après ce délai.

2° *Deux malades à la deuxième période.*

a) Jeune fille de 18 ans ; infiltration du sommet droit : température moyenne le matin,

37°; le soir 38°. Après dix injections de 0,05 centigrammes la moyenne du soir est devenue 37°1.

b) Jeune homme de 15 ans. Infiltration des deux sommets, râles humides à droite, cachexie considérable : température moyenne le matin 36°; le soir 39°5 avant le traitement. Après dix jours d'injection, la température moyenne du matin s'est élevée à 36°8, celle du soir s'est abaissée à 37°7.

Il y a lieu de remarquer cependant au sujet de ces deux malades une différence importante dans la durée de l'action antithermique du cacodylate de soude. Tandis que chez la jeune fille dont l'état général était bon, cette action s'est prolongée pendant toute la durée de l'interruption du traitement, le thermomètre ne s'élevant jamais au-dessus de 37°3 maximum, le jeune homme très affaibli, arrivé à la période de phtisie, a recommencé ses ascensions vespérales dès le cinquième jour.

3° *Deux malades à la troisieme période.*

a) Mme N..., 30 ans, caverne de la moitié supérieure du poumon gauche, cachexie

Tableau 1 Tableau 2

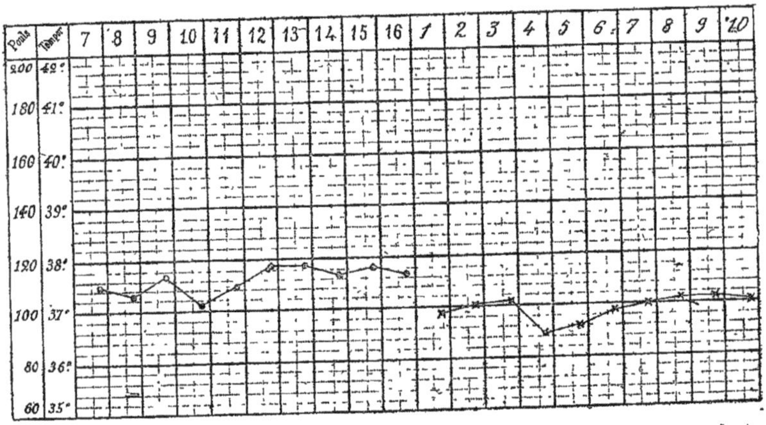

4 Tracé thermique d'une malade à la deuxième période (températures vespérales)
La légende est la même que pour le tracé précédent.

profonde, inappétence, amaigrissement extrême, toux et expectoration abondantes, état général très mauvais. Température moyenne le matin, 38°5, le soir 39°7 avant le traitement. Après huit injections seulement, la température moyenne était le matin de 37°4, le soir de 38°. A mon grand regret, la malade n'a pas voulu continuer le traitement pour s'éviter la douleur résultant de la piqûre de l'aiguille de Pravaz !...

b) Mlle N..., 16 ans. Cavernes des deux poumons, infection générale du larynx, de l'intestin, état général très mauvais : la malade est arrivée à la dernière période de la cachexie, amaigrissement squelettique, elle pèse 33 kilog. toute vêtue, soit environ 29 kilog. de poids réel, diarrhée profuse, anorexie. La température varie peu du matin au soir, elle se maintient constamment au-dessus de 39° et atteint 40°.

C'est une forme à évolution très rapide et à température très élevée Après 10 injections de 0,10 centigr. chacune, la température du soir est descendue à 37°; elle s'est maintenue dans les environs de ce chiffre pendant les sept premiers jours de l'interruption du traitement et s'est reprise à monter au huitième jour. J'ajoute que cette malade que je considérai comme absolument désespérée et au terme même de la maladie, au moment même où je commençais mes injections, reprit de l'appétit et du poids et qu'elle avait gagné deux livres après la deuxième période d'injection. C'est le cas le plus typique et le plus concluant.

On remarquera que je n'ai pas pris la température pendant la durée de la période d'expérience, soit du 16 août au 1ᵉʳ septembre : C'est un tort, car je n'ai pu observer à quel moment précis la température commençait à baisser et établir par là le nombre d'injections nécessaires exactement pour obtenir le résultat cherché ; de même je n'ai pu fixer la rapidité d'action du médicament et savoir si sa puissance antithermique se manifeste dès le premier jour ou si elle demande plusieurs jours de traitement. Ce sont de premières expériences et par conséquent des expériences incomplètes, d'autant que je ne projetais point, en les tentant, de les publier.

Tableau 1 Tableau 2

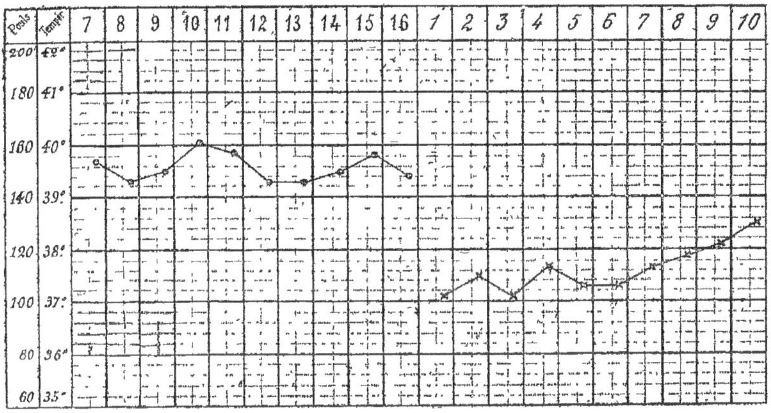

Tracé thermique d'une malade à la troisième période (températures vespérales)
La légende est la même que pour les deux tracés précédents.

Je ne signale, avec intention, que le résultat
obtenu au point de vue de la fièvre, par les
injections de cacodylate de soude, passant
sous silence leur influence bienfaisante sur
l'état général qui s'est manifestée chez tous,
même, je le fais remarquer encore, chez la
dernière malade dont je cite le cas. Qu'est-il
advenu ultérieurement de cette enfant si gra-
vement atteinte ? Il serait déraisonnable,
d'échafauder la moindre espérance à l'en-
droit d'une malade qui n'avait plus de tissu
pulmonaire et je n'accorde pas au cacodylate
un pouvoir régénérateur du parenchyme pulmonaire. Quoi qu'il en soit, un mois après les
expériences que je signale, l'amélioration continuait et chez elle, et chez les cinq autres
malades où l'effet avait été plus marqué et
plus durable. Pour ne parler que du point de
vue qui nous intéresse spécialement, je pense
qu'il m'est permis d'affirmer l'action remarquable du cacodylate de soude en injections
sur la fièvre des tuberculeux. Je dis en *injections*, car seule, cette voie m'a donné des résultats appréciables : le cacodylate que j'ai

d'abord et longtemps administré « per os » manifestait déjà sous cette forme son action sur l'état général ; mais il était absolument sans effet sur la fièvre. Pour obtenir du médicament son maximum d'effet, il convient de l'administrer en injections hypodermiques de 0,05 centigr. et même de 0,10 centigr. par injection et par jour, une injection par 24 heures pendant 10 jours, puis 10 jours de repos, reprise des injections et ainsi de suite tant que le traitement paraît nécessaire.

La dose ordinaire et suffisante me paraît être de 0,05 centigr. par jour. Cependant chez la jeune fille dont je cite le cas en dernier lieu et sur sa demande, j'ai injecté pendant 10 jours, double dose, soit 0,10 centigr. par jour. Le résultat a été bon, ainsi que je l'ai dit. Reste à savoir ce qu'il aurait été avec des injections à un titre de moitié moins élevé : là encore l'expérience n'est pas complète. Mais telle qu'elle est, elle me permet déjà d'affirmer qu'à la dose de 0,10 centigr. par jour, le cacodylate de soude est bien supporté et ne produit aucun accident.

Je crois cependant que la dose de 0,05 centigr. est la dose de choix : elle est assez sans être trop. C'est par là qu'il faut commencer en se rappelant qu'on a la ressource d'augmenter la dose si on le croit utile.

Combien de temps peut durer chez le tuberculeux l'apyrexie produite par le cacodylate de soude ?

Je réponds à cette question que 15 jours après la dernière injection, l'action générale du médicament se continuait chez les malades qui n'étaient pas arrivés à la période de cachexie, ainsi que son action particulière sur la fièvre. Mais à ce moment-là elle paraissait s'épuiser, et elle se serait épuisée si je n'avais recommencé les injections, comme le prouve l'exemple de la malade qui a refusé de continuer le traitement et qui reprit alors ses accès de fièvre vespérale.

Quoi qu'il en soit, l'influence du cacodylate sur la fièvre du tuberculeux ne me paraît pas contestable : cette action n'est pas immédiate et de courte durée comme celle de l'antipyrine, mais elle est plus durable. Comment agit-il sur la fièvre ? A coup sûr d'une manière indirecte et en agissant d'abord sur l'état général, sur le malade, sinon sur la maladie. Le remède ne s'adresse plus seulement à l'effet, mais déjà il semble remonter un peu jusqu'à la cause.

Je dis mieux : au début de cette étude, tout en avouant notre impuissance à combattre la cause du mal, le micro-organisme lui-même, le bacille, pour l'appeler par son nom, je disais qu'il existe des moyens tendant à atténuer la maladie, à la guérir même, en modifiant le terrain sur lequel évolue ce bacille. Le cacodylate de soude est, de tous ces moyens, le plus héroïque. Après la cure d'air, il est à mon sens, le moyen le plus approprié au résultat poursuivi, celui qui l'atteint le mieux et le plus souvent, je devrais dire toujours si je m'en tenais à mes propres expériences. Son action sur l'état général, aussi bien que sur le symptôme fièvre, me paraît hors de discussion : je n'en veux point faire certes un spécifique de la tuberculose pulmonaire ; mais je dis, qu'il est un puissant modificateur, le plus puissant de ceux connus jusqu'à ce jour, de l'organisme affaibli, cachectisé par la tuberculose : qu'il donne à cet organisme une force nouvelle pour la lutte, des réserves toutes fraîches pour le combat, qu'il le régénère, qu'il le rétablit dans son équilibre, et qu'il rend ses moyens de défense à ce *locus minoris resistentiæ*.

Quant aux inconvénients du cacodylate de soude, je les passe sous silence, et pour cause. Je n'en connais aucun.

II. *Traitement hygiénique. — Cure d'air*
La cure d'air est et demeure le traitement par excellence de la tuberculose pulmonaire et de tous les accidents qui l'accompagnent, *inter quos* la fièvre. Il serait hors du cadre de ce travail d'exposer ici les principes du traitement de la tuberculose pulmonaire par la cure d'air accompagnée de la cure de repos et de suralimentation. De toutes les méthodes que j'ai eu l'occasion d'utiliser et d'étudier, celle-ci donne les résultats les plus complets et les meilleurs. Aussi est-il permis d'affirmer que lorsque la fièvre résiste complètement à la cure d'air méthodiquement réglée et dirigée, elle échappera à tous les autres traitements.

Sur 42 malades que j'ai soumis à la cure d'air et que j'ai suivis pendant six mois au Sanatorium de Meung-sur-Loire où l'organisation est irréprochable, tous, quelque fût le degré où ils en étaient de leur affection, tous sans exception se sont ressentis du traitement et je puis en résumer les résultats en disant qu'un abaissement moyen de 1 à 2 degrés a été constamment obtenu.

Méthode par excellence comme traitement de la tuberculose pulmonaire en général et de la fièvre qui l'accompagne en particulier, la cure d'air, de repos et de suralimentation est le privilège des riches. Soit qu'on l'aille chercher dans les trop rares sanatoria que l'initiative privée à créés en France, soit qu'on préfère demander à la Côte d'azur les bienfaits de son soleil et de son climat incomparable, la cure d'air, de repos et de suralimentation ne va pas sans des dépenses qui ne sont pas à la portée de toutes les bourses. C'est pourquoi le caco-dylate de soude, les médicaments antithermi-ques, les lotions froides gardent leur droit de cité dans le chapitre de la fièvre des tubercu-

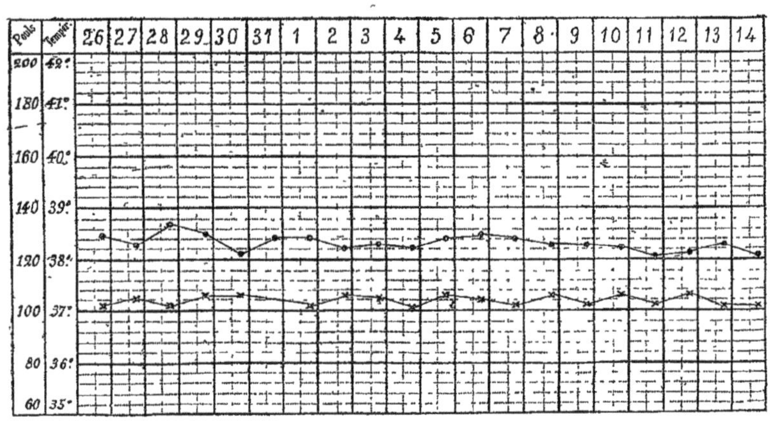

Tracé thermique d'un tuberculeux à la deuxième période soumis à la cure d'air
de repos et de suralimentation.
Le tracé en points indique les températures du 26 mai au 14 juin, soit au début du
traitement.
Le trace en croix indique les températures du 26 juin au 14 juillet, soit après 1 mois
de traitement.

leux et surtout des tuberculeux pauvres dont ils constitueront à eux seuls tout le traite-ment. Ils suffisent souvent, car ceux qui sont condamnés à y recourir par les cruautés de la fortune qui leur a refusé ses faveurs, trouvent une compensation à leur détresse dans les con-ditions générales de leur existence. Celle-ci se passe le plus souvent dans les champs, au froid, au soleil, au grand air, à tous les hasards de la vie naturelle, si avec le malheur d'être pauvres, ils ont le bonheur d'être paysans.

J'ai omis à dessein de signaler le repos *au lit* comme un mode de traitement de la fièvre des tuberculeux. Je ne suis pas partisan de cette méthode à laquelle je reproche beaucoup d'inconvénients. Le lit entrave les fonctions digestives, il amène de la constipation, dimi-nue l'appétit, débilite et interrompt la cure d'air.

A coup sûr le lit est recommandable aux ma-lades qui, s'ils n'étaient pas dans leur lit se-raient sur leurs jambes. Mais il ne faut pas oublier que le tuberculeux qui se soigne est par là même au repos : il ne quitte son lit que

pour s'étendre sur sa chaise longue. Or, celle-
ci est dehors, ou tout au moins dans une pièce
autre que celle où est le lit et où le malade
vient de passer une nuit. Le repos sur la chaise
longue équivaut, à peu de chose près, au
repos au lit : il en a presque tous les avanta-
ges, et il en évite tous les inconvénients. Eh !
puis, c'est dans la vie du malade un changement
qui le distrait, qui influe heureusement sur
son moral que la monotonie du lit ne tarde-
rait pas à attrister. Donc, pas trop de lit dans
la journée même pour le malade qui n'a pas un
jardin à sa disposition. Qu'il ait toujours une
chaise longue à son service, qu'il l'installe à
défaut de mieux, dans une pièce voisine de sa
chambre, devant une fenêtre à demi-ouverte
et cachée par un paravent, qu'il passe là, la
plus grande partie de sa journée : mais qu'il
se lève, qu'il évite tous les désagréments du
lit dont le moindre n'est pas l'habitude qu'il
en contracterait rapidement, et à laquelle il
lui serait plus tard difficile de se soustraire. Le
lit pour la nuit, la chaise longue pour le jour,
voilà ma règle.

Je sais qu'elle va à l'encontre de bien des opinions ; mais j'écris ici ce que je pense et je ne fais point un recueil des avis et des sentiments d'autrui si respectables qu'ils soient.

Je dis ce que je crois et je ne crois rien que je n'aie mûrement réfléchi et expérimenté.

Ceci d'ailleurs concerne le traitement de la tuberculose en général, bien plus que celui de la fièvre en particulier et je ne fais que toucher à la question.

Mais je dois exposer, comme se rattachant directement au traitement de la fièvre des tuberculeux, quelques considérations sur leur alimentation. Celle-ci, en effet, a des rapports étroits avec la fièvre qui, en bien des circonstances, peut, soit la modifier, soit même la supprimer.

Quand et comment peut manger le tuberculeux fébrile ?

Je fixe ainsi qu'il suit et en principe le régime de suralimentation des tuberculeux :

A·7 heures, premier déjeuner (au lit) : viande froide, jambon, lait ou chocolat au goût du malade.

A 9 h. 1/2, 250 grammes de viande crue de bœuf rapée, dans du bouillon ou de la confiture.

A midi, déjeuner : hors d'œuvre, une entrée, un légume, un rôti, dessert et café, vin ou bière comme boisson, de préférence la bière, eaux faiblement gazeuses avec le vin

A 2 heures, un litre de lait bouilli et froid qui sera bu dans l'après-midi en guise de boisson désaltérante.

A 4 heures, 250 grammes de viande crue de bœuf rapée, comme le matin ou un sandwich beurré au jambon.

A 7 heures, dîner : pas de potage, une entrée, un légume, un rôti, un entremets, dessert, vin ou bière, comme à midi

Voilà le régime que comporte la suralimentation. Malheureusement le tuberculeux ne peut pas toujours et même ne doit pas toujours manger et c'est au médecin qu'il appartient de conduire et de fixer les conditions de son alimentation.

La règle de conduite que j'ai adoptée varie suivant qu'il s'agit d'un malade à températures moyennes, ne dépassant jamais 38°9, ou d'un malade à hautes températures.

1° Pour le tuberculeux à températures moyennes, je fixe à 38°5 le chiffre maximum au-delà duquel l'alimentation n'est plus permise. Mais je lui prescris de prendre sa température cinq fois par jour : le matin au réveil, à 9 heures, à 11 h. 1/2, à 3 h. 1/2 et à 6 h. 1/2, soit une demi-heure avant chacun des repas. Lorsque la température atteint ou dépasse 38°5 sans aller au-delà de 38°9 (et le cas est plus fréquent qu'on ne le croit) je prescris une lotion froide alcoolisée qui est donnée immédiatement. Il est bien rare qu'au moment du repas, soit une demi-heure après la lotion, la temperature n'ait pas baissé de trois ou quatre dixièmes de degré ce qui permet au malade de manger.

Il semblera peut-être que le cas d'une température constamment voisine de 38°5 est assez rare, trop peu fréquent du moins pour mériter l'honneur d'une mention et d'un traitement spécial. C'est une erreur. Il y a là une sorte de point d'arrêt ; il semble qu'une certaine période de la maladie ait une prédilection marquée pour ce chiffre, ou plus exactement cette température semble liée à telle phase de son évolution. C'est généralement la phase qui correspond à la fin de la deuxième et surtout au début de la troisième période, et de préférence chez les malades dont l'évolution est lente, qui luttent, qui se soignent.

C'est chez eux que la lotion froide trouve ses applications les plus nombreuses. J'ai connu une malade qui prenait sa lotion alcoolisée froide avant chaque repas, même si sa température, ce qui était rare, n'atteignait pas le chiffre réglementaire et parce qu'elle en éprouvait un certain bien-être, une excitation agréable des forces et de l'appétit. Elle appelait la lotion alcoolisée froide « son Pernod ». C'était la fille d'un ancien capitaine de gendarmerie !...

C'est assez dire que le lotion alcoolisée froide n'a rien de désagréable à côté du caractère d'utilité que je lui reconnais.

2° Pour les tuberculeux à hautes températures c'est encore le chiffre de 38°5 que j'adopte comme limite au delà de laquelle l'alimentation est supprimée, mais ici il ne faut plus compter sur la lotion alcoolisée froide et les quelques dixièmes de degré dont elle pourrait faire baisser la température. C'est pour ces malades qu'a été créée l'antipyrine. Ici, le thermomètre doit être consulté un peu plus tôt que dans le cas précédent : un peu avant le lever, à 8 h. 1/2, à 11 heures, à 3 heures et à 6 heures. Il faut une heure à l'antipyrine pour produire tout son effet antithermique. Quand donc aux heures ci-dessus indiquées le thermomètre atteint ou dépasse 38°5, le malade doit prendre immédiatement un gramme d'antipyrine *Knorr* en un cachet.

Le cas du tuberculeux à hautes températures atteignant 38°5 avant le repas est assez rare dans l'application de la méthode que j'ai exposée. Je le constate rarement et voici pourquoi : ces hautes températures ne sont jamais guère le fait du matin ; elles apparaissent de préférence dans la soirée sous forme d'accès. Or, après un jour ou deux d'étude, je m'efforce de dépister l'accès comme je l'ai indiqué plus haut, dès que je puis en prévoir le retour approximativement. Vient-il habituellement à 2 heures, je prescris 1 gramme d'antipyrine au repas de midi. Vient-il de 3 à 4 heures, le cachet est pris soit encore à midi, soit à 2 heures avec du lait ou un œuf. Arrive-t-il plus tard ? C'est avec la viande crue et rapée de 4 heures que l'antipyrine est absorbée. De façon que rarement j'ai à constater des accès de fièvre chez ces malades. Quelquefois cependant l'accès déjoue toutes les prévisions. Attendu à 2 heures du soir il apparaît à 11 heures du matin brusquement sans crier gare. C'est pour prévenir ces surprises que j'ai réglementé, comme je l'ai dit, l'usage du thermomètre.

Car j'estime qu'il est important que le tuberculeux ne mange pas en plein accès, en pleine pyrexie. C'est d'abord un coup de fouet donné à la fièvre, c'est l'huile jetée sur la flamme ; de plus, la nourriture est mal supportée dans de pareilles conditions et souvent elle est rejetée par vomissements après quelques minutes : même dans le cas le plus heureux, celui où la nourriture est gardée, la digestion se fait mal, et l'assimilation est considerablement retardée et diminuée.

On voit par là quels rapports étroits existent entre la fièvre et l'alimentation, encore mieux la suralimentation : l'une est tributaire de l'autre, lui est soumise, dépend d'elle. Et puisque la suralimentation fait partie et partie intégrante de la cure de la tuberculose, j'avais bien raison de dire au cours de ces pages, que le traitement antithermique a une importance capitale : il a un double effet, une double action, une action directe sur la fièvre qu'il combat, une action indirecte sur l'alimentation qu'il permet. N'avoir pas de fièvre et manger, n'est-ce pas le rêve du tuberculeux ?...

FIN

TABLE DES MATIÈRES

IMPRIMERIE F. DEVERDUN, BUZANCAIS (INDRE)